"Das Sombras do Sobrepeso ao Emagrecimento: Um Caminho de Transformação"

Ronnie Yuesma

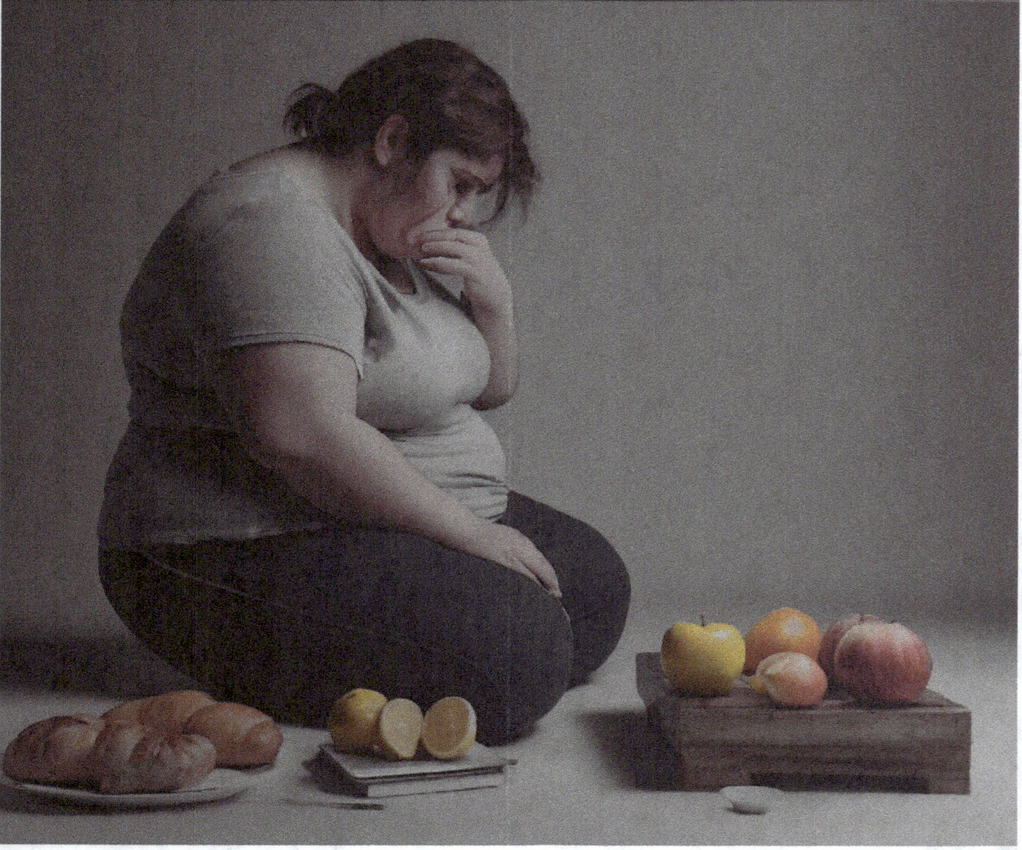

"A saúde é a verdadeira riqueza da vida, pois sem ela, todas as outras riquezas perdem seu valor."

"Que cada página deste livro seja um lembrete constante de que a busca pela nossa melhor versão é uma jornada infinita, repleta de possibilidades e transformações."

No universo do emagrecimento saudável, existe uma abordagem única que revelo neste livro. Prepare-se para descobrir algo totalmente diferente de todo que você já viu, e que certamente irá a impulsionar sua jornada rumo ao emagrecimento desejado.

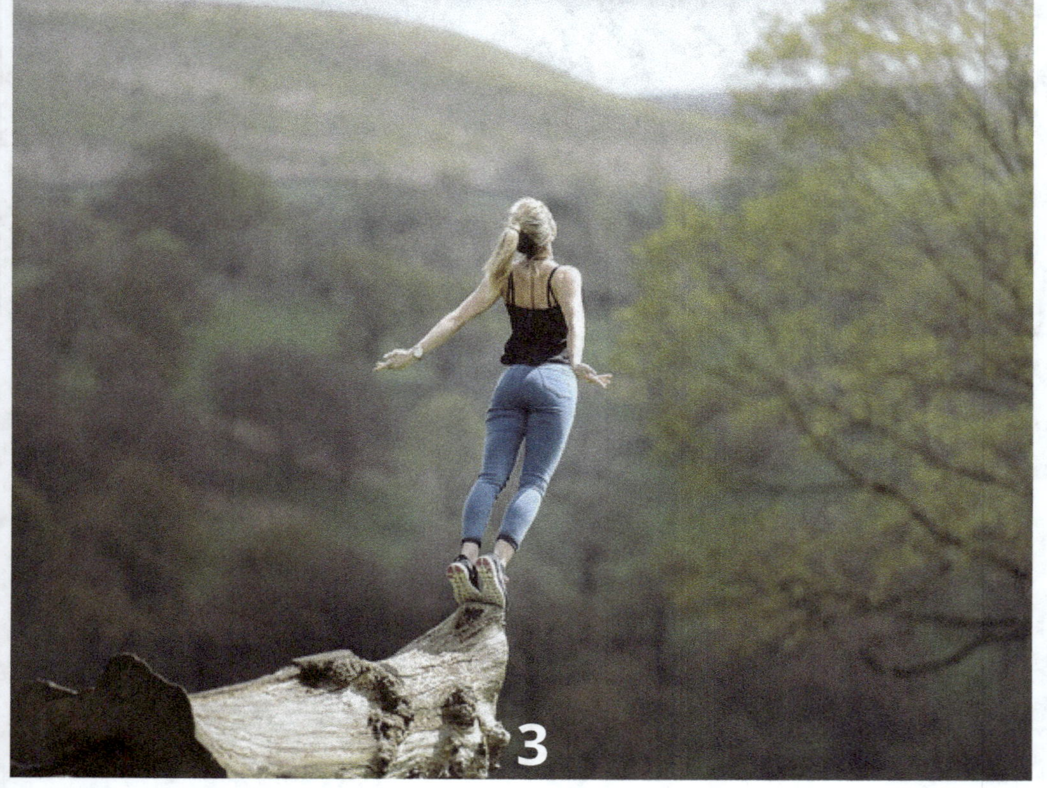

Dados do autor:

Dr. Ronnie Yuesma Trujillo medico graduado na Universidade de Ciências Médicas Mariana Grajales Cuello na cidade de Holguín Cuba. Naturopata e Terapeuta Holístico.

Este livro tem como objetivo ajudar todas as pessoas que desejam emagrecer de forma saudável e ter controle sobre seu peso. Aqui você aprenderá o que realmente funciona, sem fórmulas mágicas ou dietas milagrosas.

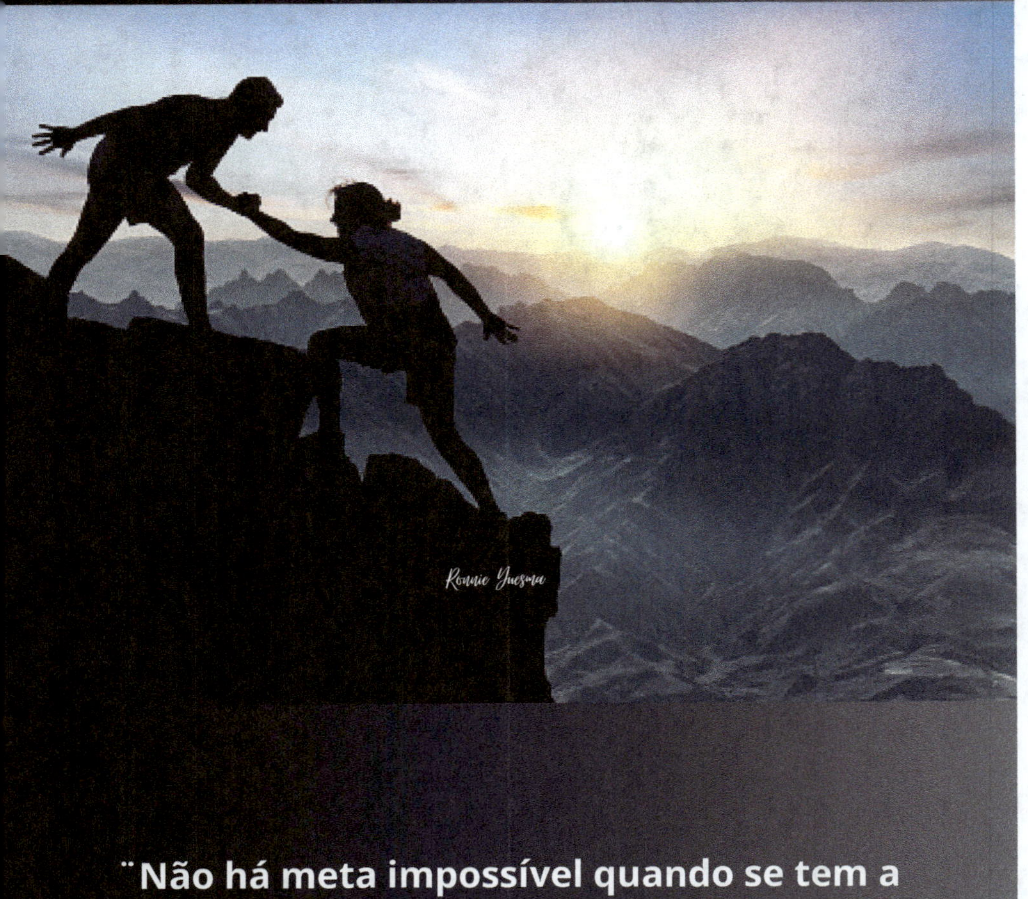

¨Não há meta impossível quando se tem a determinação de trilhar o caminho certo.¨

Índice

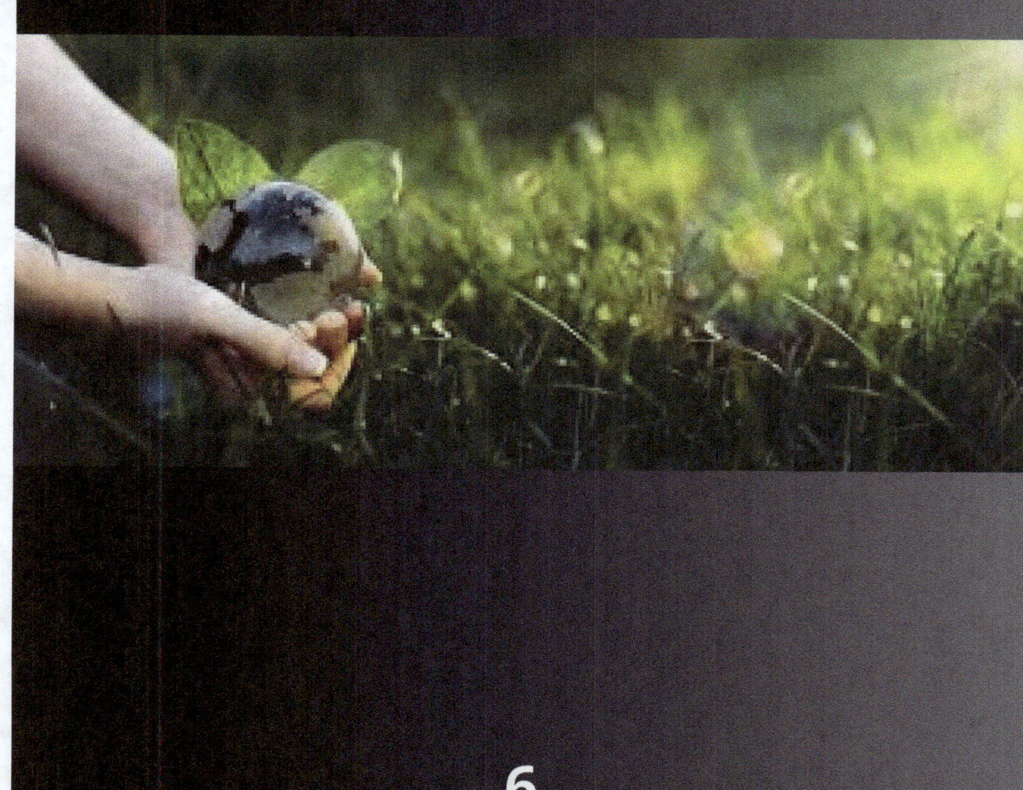

É comum confundir o termo "qualidade de vida" com o tamanho da conta bancária. Da mesma forma, quando ouvimos falar de emagrecimento, imediatamente pensamos nas horas que passamos na academia ou na próxima dieta a fazer. Perder peso hoje se tornou algo muito complexo quando deveria ser simples. Se você acha que o emagrecimento está desconectado da qualidade de vida, ou seja, do nosso modo e estilo de vida, está errado. Depois que entendemos que os pilares da qualidade de vida e ter um corpo saudável estão baseados em três aspectos: o equilíbrio entre nossa alimentação e o funcionamento do sistema digestivo, não ser sedentário e ter controle emocional, percebemos que ter autocontrole do nosso peso se torna muito simples.

Capitulo I
A Busca pelo Emagrecimento Saudável
INTRODUÇÃO

Ter alguns quilos a mais pode ser algo que incomoda algumas pessoas, enquanto outras tentam viver à sombra do sobrepeso. Por outro lado, há aqueles que buscam qualquer método para emagrecer. De fato, a obesidade está se tornando cada vez mais um dos principais problemas de saúde em todo o mundo, levando ao desenvolvimento de abordagens diversas para lidar com essa questão. Enquanto isso, paralelamente aos sistemas de saúde, existem aqueles que lucram com a venda de dietas e substâncias milagrosas, prometendo emagrecimento rápido.

A Busca pelo Emagrecimento Saudável

A busca pelo emagrecimento rápido ganha cada vez mais seguidores. O número de pessoas que passam horas intermináveis nas academias, acreditando que isso fará com que percam peso rapidamente, aumenta a cada dia. Embora a atividade física seja fundamental para o bem-estar e qualidade de vida, também cresce o número de pessoas frustradas por não alcançarem esse objetivo. Além disso, os padrões da sociedade estão em constante mudança, e o consumo de alimentos de baixa qualidade e refeições rápidas, cheias de gordura, está ganhando mais espaço. As pessoas estão se tornando mais sedentárias devido à falta de tempo para praticar atividades físicas saudáveis, seja devido ao excesso de trabalho ou ao tempo gasto em frente às telas. Na verdade, há muitos fatores envolvidos, mas qual é a verdadeira causa do sobrepeso, obesidade, altos níveis de colesterol e triglicerídeos, metabolismo lento? Por que tantas pessoas frustradas e deprimidas convivem hoje baixo a sombra desse mal?

É verdade que o aumento do sobrepeso, da gordura corporal e da obesidade traz consigo diversas consequências negativas. Pessoas com sobrepeso correm risco de apresentar problemas digestivos, doenças cardíacas, falta de memória, doenças vasculares, diabetes, problemas ósseos e articulares, células mal nutridas e maior risco ao desenvolvimento de doenças como o câncer, entre outros.

As mudanças e hábitos alimentares na atualidade têm uma conexão direta com o estilo e modo de vida das pessoas. O uso de fertilizantes e agrotóxicos nos cultivos, bem como o uso de substâncias como corantes e conservantes nos alimentos disponíveis nas prateleiras dos supermercados, desempenham um papel significativo. Esses produtos químicos e aditivos podem ter efeitos prejudiciais à saúde, contribuindo para o ganho de peso e para o desenvolvimento de doenças relacionadas.

Além disso, o estilo de vida moderno, caracterizado por uma maior disponibilidade de alimentos processados, fast food e uma maior tendência ao sedentarismo, também desempenha um papel importante no aumento do sobrepeso e da obesidade. A falta de atividade física regular e a preferência por alimentos altamente calóricos, ricos em gorduras saturadas, açúcares e aditivos, contribuem para o desequilíbrio nutricional e o ganho de peso.

De fato, existem muitos fatores que contribuem para o aumento do número de pessoas com sobrepeso e obesidade nos dias de hoje. Implementar uma alimentação saudável e uma rotina de atividade física é essencial. No entanto, muitas vezes, o acesso a alimentos de qualidade é mais caro e o tempo disponível para praticar exercícios físicos é limitado.

Como podemos falar para alguém que já vive limitado que precisa investir em dietas que têm um custo ou pagar por uma academia? Como podemos sugerir que eles façam atividade física quando chegam em casa às 10 da noite após um dia de trabalho árduo e uma longa viagem de ônibus? E o que dizer das pessoas que só podem comprar aquilo que é mais barato? Ou daqueles que estão em locais de difícil acesso, onde alimentos de qualidade não chegam? Como podem viver com qualidade de vida nessas situações? Como evitar o consumo de alimentos não saudáveis?

Neste livro, você que está em situações como essas saberá que é possível cuidar de si mesmo e ter saúde de uma maneira correta e simples. Serão abordadas estratégias para contornar as limitações, como opções de alimentos saudáveis acessíveis, exercícios físicos que podem ser realizados em casa ou com poucos recursos, e dicas para otimizar o tempo disponível. O objetivo é mostrar que, mesmo diante de obstáculos, é possível tomar medidas para melhorar a saúde e qualidade de vida.

É importante reconhecer as dificuldades enfrentadas por muitas pessoas e oferecer alternativas práticas e adaptáveis à realidade de cada um. A saúde e o bem-estar devem estar ao alcance de todos, independentemente das circunstâncias. Muitas pessoas estão tão obcecadas em buscar a aceitação pelos padrões estéticos atuais que ficam constantemente ansiosas, incapazes de direcionar suas mentes e concentrar-se em questões realmente importantes. Há aqueles que acreditam que não têm condições financeiras para seguir dietas ou frequentar uma academia, enquanto outros iniciam processos de emagrecimento, mas se sentem sobrecarregados com a complexidade envolvida e os resultados na balança no mudam. Por outro lado, há aqueles que estão enfrentando as consequências da frustração e desenvolvendo problemas de saúde. Todo isso acontece porque não conseguimos superar nosso maior obstáculo: nós mesmos. **É necessário desbloquear nossa mente para transformar nossa vida.**

"Liberte-se das amarras mentais e abra as portas para o seu sucesso!"

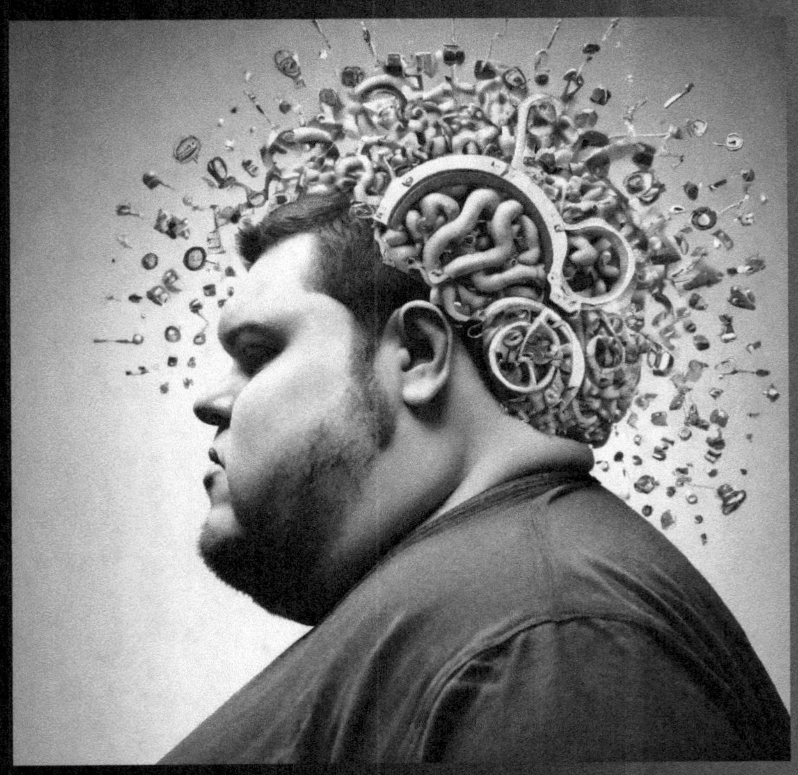

"Liberte-se das amarras

CAPITULO II

Desbloqueando sua mente.

Sua mente é uma ferramenta incrivelmente poderosa que pode ter um impacto direto em sua vida e nos resultados que você alcança. Desbloquear o verdadeiro potencial da sua mente é a chave para conquistar resultados extraordinários em todas as áreas da vida. Não há possibilidade de perder peso corporal sem ter saúde e controle emocional. Se nossos pensamentos e emoções estiverem desalinhados, como poderemos ter controle para eliminar alimentos gordurosos de nossas vidas, manter o foco em uma rotina de exercícios ou mudar nosso estilo de vida? **É importante perceber que a saúde mental é fundamental para ter saúde física.**

"Ás vezes pode parecer que estamos no meio de um túnel escuro, incapazes de enxergar a saída. Tudo o que vemos é a frustração. No entanto, é nesse momento que precisamos avançar, pois a saída para o sucesso esta apenas alguns passos á frente."

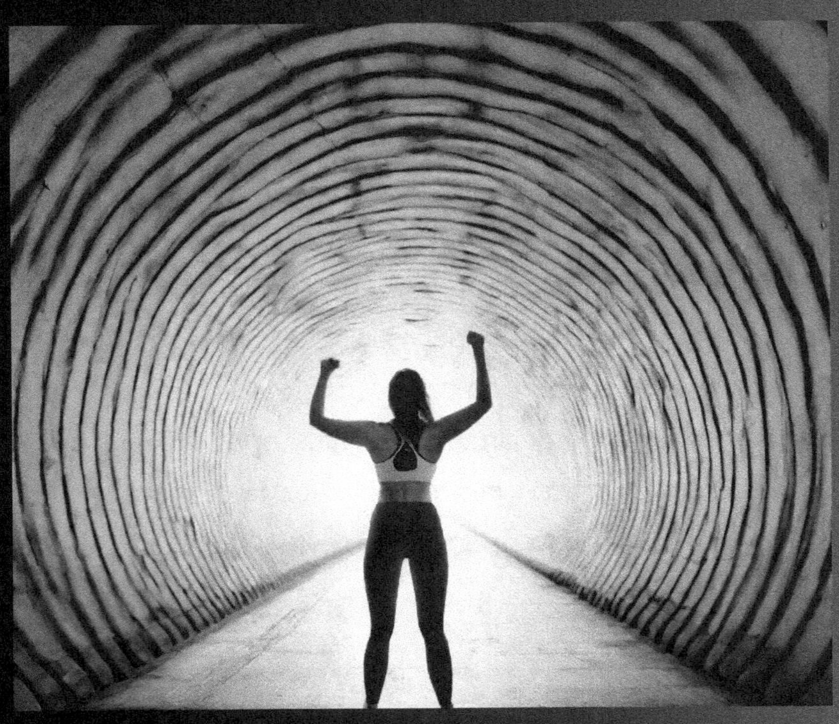

Desbloqueando sua Mente

Elevando o poder de sua mente

Mudar nossa mentalidade, nossa forma de pensar ,de ver as coisas, ter autocontrole emocional, é fundamental para mudar nosso modo e estilo de vida. Quando se trata de emagrecimento, nosso cérebro desempenha um papel fundamental ao enviar impulsos nervosos para o resto do corpo, sinalizando a necessidade de perder peso. Isso faz parte da capacidade de transformar um pensamento em ação, e nós possuímos essa poderosa capacidade, que precisa apenas ser ativada. Então temos que entender o que o termo mente poderosa, refere-se a uma mente que é capaz de influenciar pensamentos, emoções e comportamentos de forma positiva, permitindo que uma pessoa alcance resultados excepcionais em várias áreas da vida. É o centro de controle que molda as ações e decisões diárias de uma pessoa. Uma mente poderosa é importante porque afeta diretamente a qualidade de vida, o sucesso pessoal e profissional, e a capacidade de superar desafios. Ela permite que alguém supere limitações autoimpostas, enfrente adversidades com resiliência e mantenha uma mentalidade positiva diante das circunstâncias.

Desbloqueando sua Mente
Ativa tua mente

Ativar nossa mente significa estimular, exercitar nossas capacidades cognitivas. Procure adquirir conhecimento de qualidade, aprenda, treine sua memória, melhore sua resposta ante as emoções, aprenda a se relacionar melhor, perca o medo e exponha suas ideias quando necessário, aprenda a se adaptar ante cada situação emocional, desenvolva a capacidade de se sentir seguro de si mesmo e, sobre tudo, saia da zona de conforto. Ao mudarmos nossa mentalidade e adquirirmos conhecimento, somos capazes de nos concentrar em alcançar nossas metas sem desistir ou tomar atalhos. Isso é extremamente importante, pois quando temos clareza, a ansiedade não encontra espaço em nossas vidas. Isso tem um valor fundamental, porque quanto mais ansiosos estamos para obter ou mudar algo, mais erros cometemos e frequentemente seguimos pelos caminhos errados. Já vi muitas pessoas se esforçarem ao máximo para emagrecer, acreditando em promessas de perda de peso rápida da noite para o dia. Caro leitor, o emagrecimento saudável nunca vem pelo caminho rápido. Se você vê um anúncio que promete resultados em 15 dias com o uso de substâncias, fuja disso, pois não te ajudará a perder peso. Da mesma forma, passar mais tempo na academia também não garante a perda de peso.

Compreenda que quando temos equilíbrio emocional e uma mentalidade forte, nunca caímos nessas armadilhas de falsas promessas. É importante buscar um emagrecimento saudável, baseado em hábitos alimentares adequados, exercícios físicos consistentes e um equilíbrio emocional. Essa abordagem é a chave para alcançar resultados duradouros e sustentáveis em relação ao peso corporal e à qualidade de vida.

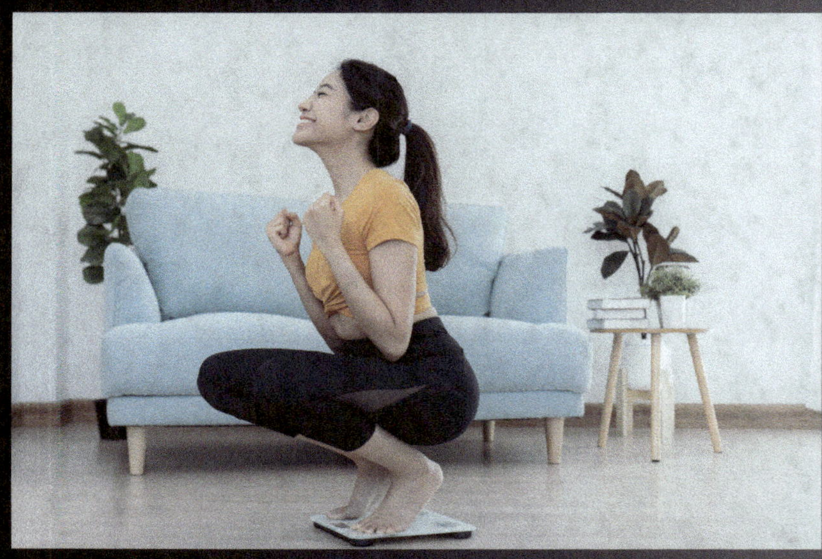

Desbloqueando sua Mente

Cultive uma mentalidade positiva

O ponto de partida para ter pensamentos positivos é ser grato. Muitas pessoas acordam sem perceber a grandeza de poder viver mais um dia, de respirar e estar vivo. Seja grato por coisas simples e agradeça a Deus pela dádiva de cada dia e também pelas pessoas ao seu redor. Reprograme sua mente com criatividade e enfatize as ideias e sonhos, acreditando em você mesmo.

Desbloqueando sua Mente

Direcione sua mente para o sucesso

É incrível compreender como direcionar nossa mente para o sucesso e superar influências negativas. O mais importante é colocar em ação uma vez que entendemos nosso objetivo. Primeiro, reconheça seus problemas, mas nunca se identifique com eles. Não permita que eles definam seu estado de espírito ou suas decisões. Por exemplo, todos passamos por problemas que nos afligem e, como seres humanos, podemos nos sentir tristes em algum momento. No entanto, reconhecer que você está triste é diferente de permitir que isso domine sua vida. É importante entender que problemas e situações difíceis fazem parte da vida, mas eles não determinam nossos resultados em cada etapa.

Aqui, o ponto é que se você quer emagrecer, esqueça os obstáculos e saia da sua zona de conforto. Comece a fazer o que é certo e diferente daqueles que ainda não têm qualidade de vida, daqueles cujos números na balança continuam aumentando. A ideia é se desprender das limitações e adotar ações positivas e saudáveis para alcançar seus objetivos.

"Alcançar um emagrecimento saudável e bem-estar é possível, mas o primeiro passo é controlar suas emoções e pensamentos. Para atingir sua meta, é necessário adotar uma abordagem diferente da maioria."

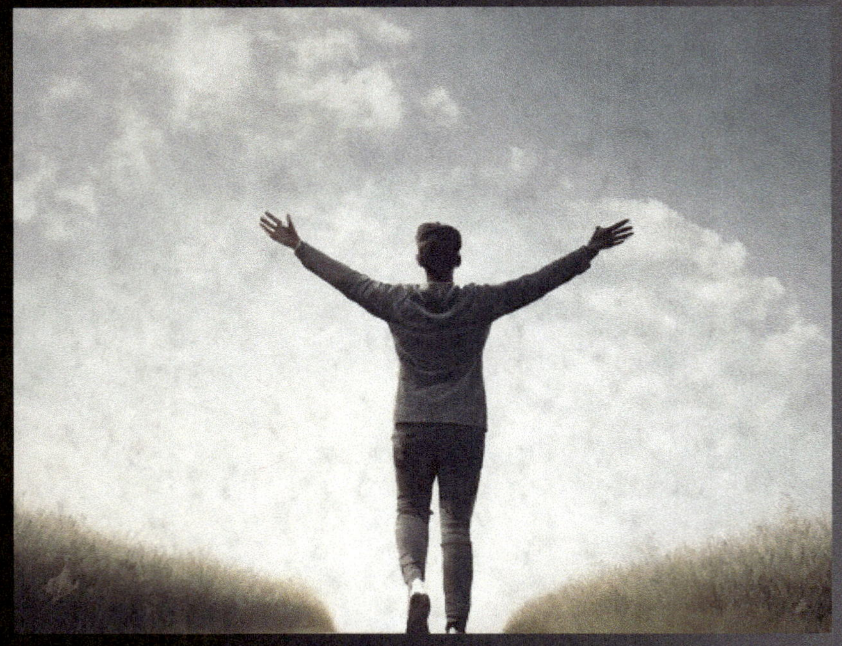

Ansiedade e emagrecimento

Ter um corpo saudável e perder peso de forma adequada nunca acontecerá da noite para o dia. Não acredite em promessas enganosas. É importante controlar sua ansiedade e adotar uma abordagem realista e consistente. Neste livro, você encontrará orientações honestas e estratégias eficazes para alcançar seus objetivos de forma gradual e sustentável. Lembre-se de que a jornada requer paciência, comprometimento e foco. Esteja preparado para investir tempo e esforço, pois os resultados reais vêm com perseverança e uma abordagem saudável.

ANSIEDADE E EMAGRECIMENTO SAUDAVEL

Neste capitulo vimos como a saúde mental tem um papel fundamental para o controle de nosso peso. Alguém que não tenha a capacidade para ter uma meta clara e persistir dia após dia, será difícil que consiga realmente emagrecer. Muito pelo contrário, pois essas pessoas desistem, e ficam tão ansiosas que terminam fazendo tratamentos errados, consumindo substâncias que causam diversos problemas para nosso organismo. Então podemos compreender que a ansiedade é outro fator que leva as pessoas a tomar condutas erradas ou acreditar nessas poções milagrosas que prometem emagrecer de um dia para o outro. Então no siga o mesmo caminho que os outros ,faça o seu.

O CAMINHO MAIS CURTO NOS PODE LEVAR AO FRACASSO.

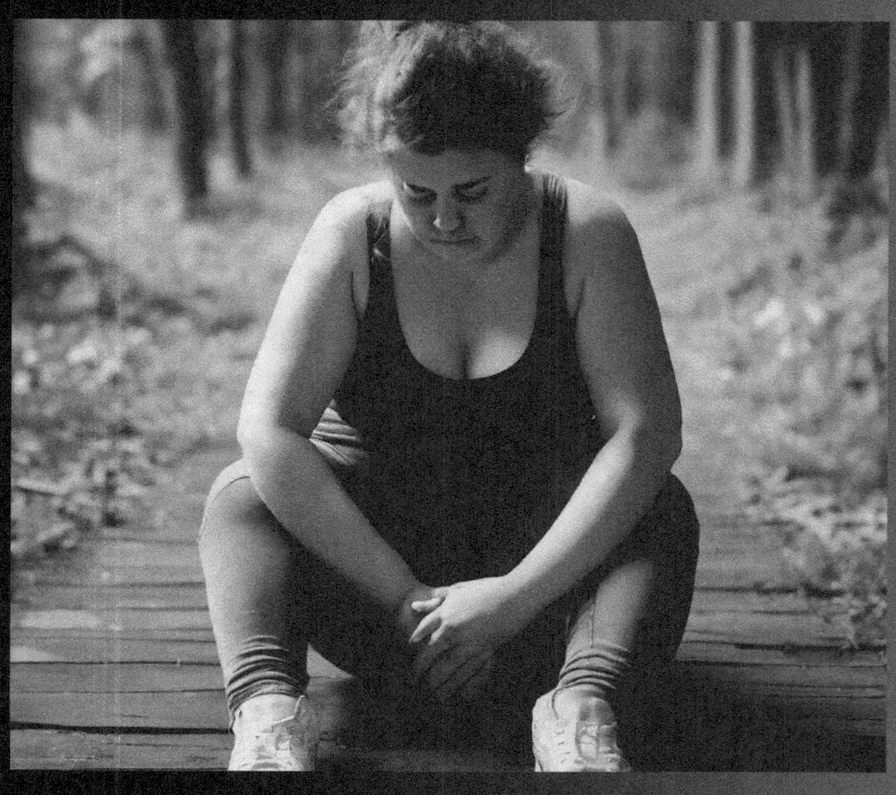

CAPÍTULO III

O Equilíbrio Interno: Explorando as Engrenagens do Sistema Digestivo e Metabolismo

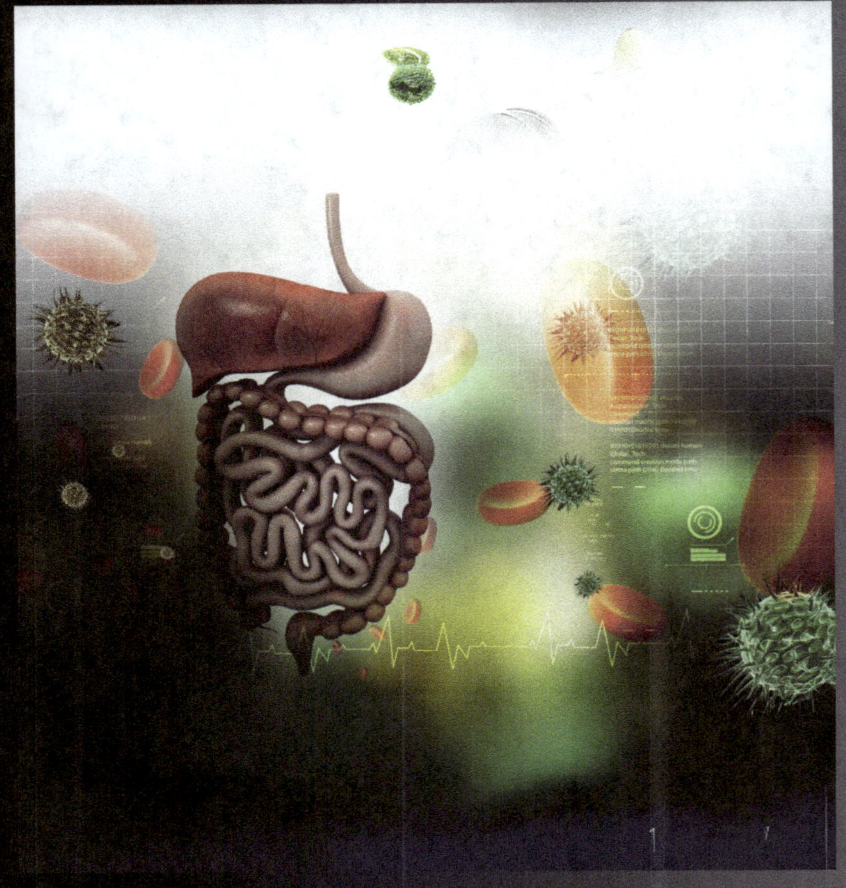

No capítulo anterior vimos como a saúde mental é importante para o nosso bem-estar físico. Vimos como a ansiedade nos pode levar a tomar condutas erradas, assim como a influência que pode ter sobre nós os fatores externos. Meu objetivo neste livro é que você compreenda em cada etapa, o que realmente funciona. Aqui você vai encontrar uma abordagem totalmente diferente, porém com muito cuidado e o que realmente é certo. Agora vamos compreender o que para muitos é desconhecido, como funciona nosso sistema digestivo, como ocorre nosso metabolismo e como esses processos precisam estar em equilíbrio para ter um corpo saudável.

O emagrecimento e a qualidade de vida estão intrinsecamente ligados a um sistema digestivo saudável. Mesmo seguindo a dieta mais eficiente e frequentando a melhor academia da cidade, esses esforços podem se tornar irrelevantes se houver problemas no sistema digestivo ou alterações metabólicas. Portanto, é de extrema importância compreender de maneira precisa alguns conceitos relacionados para obter uma compreensão mais aprofundada.

Então vejamos agora esses conceitos e como ocorre cada um deles: A ingestão de alimentos é parte integrante da vida de qualquer ser humano. O corpo é capaz de processar e absorver os nutrientes ingeridos por meio do sistema digestório. Com isso, garante-se a energia necessária para a sobrevivência do indivíduo.

A transformação dos nutrientes em moléculas cada vez menores isso é a digestão. Para isso, cada órgão contém enzimas específicas que quebram os macronutrientes em micronutrientes. Esse processo é importante porque o corpo humano não é preparado para a absorção de grandes moléculas como proteínas, lipídios e carboidratos inteiros. Só é possível retirar substrato energético de substâncias menores como peptídeos e glicose.

Perceba como o consumo de comidas muitos gordurosas nosso corpo no tem a capacidade de metabolizar , você já pensou quantas coisas ingerimos todos os dias que não são nutritivas e que no temos a capacidade de digeri-las ,o que é um principio importante porque causa diversas alterações em nosso corpo.

O aparelho digestivo se inicia na boca: a cavidade oral composta por a língua, dentes, glândulas, saliva e componentes químicos. Cada uma dessas partes possui uma função específica. Os dentes trabalham na trituração do alimento, de forma que aumenta a superfície de contato entre o bolo alimentar e as enzimas. A língua é importante para o paladar, que nos alerta quando a comida está estragada, azeda, amarga ou fora do padrão normal. Além disso, por ter componentes musculares, a língua auxilia no ato de engolir (também chamado de deglutição).As glândulas presentes na boca são d produzem e secretam saliva. Quando o alimento é mastigado, ocorre a mistura da saliva e a enzima digestiva α-amilase e inicia a primeira etapa da digestão.

Esse processo continua na faringe e esôfago, dois órgãos conectados, assim, o bolo alimentar é transportado da faringe para o esôfago. Para isso, uma estrutura da faringe, chamada glote, se abre e permite a passagem do alimento. No esôfago, os músculos lisos atuam em movimentos peristálticos, com o objetivo de processar e misturar os conteúdos do bolo alimentar. As paredes do estômago possuem <u>células</u> glandulares que produzem e secretam o suco gástrico, repleto de ácido clorídrico (HCl). Com a liberação de HCl é possível ativar a enzima pepsina, responsável pelo processamento das proteínas. Assim, o estômago tem forte influência na degradação das proteínas em peptídeos. Além disso, o tecido que reveste o estômago é recoberto por mucina: um tipo de muco protetor que impede a ação da pepsina na degradação dos tecidos corporais. Quando esse muco está insuficiente ocorre a corrosão da parede do órgão, como no caso das úlceras e da gastrite.

O intestino delgado é o próximo órgão do sistema digestório em que a massa alimentar será processada. Ele pode ser dividido em duas partes principais: duodeno, sua porção inicial e o jejuno–íleo, sua parte final.

O duodeno possui conexão com órgãos anexos, que secretam substâncias em sua cavidade e permitem a digestão dos alimentos. O pâncreas, por exemplo, libera o suco pancreático, repleto de enzimas como: a lipase pancreática que hidrolisa lipídios; a amilase pancreática que degrada amido de forma mais intensa que a amilase salivar; e a tripsina e quimiotripsina, especializadas na digestão de proteínas. Além disso, o fígado também libera a bile no duodeno do intestino delgado. A bile não possui enzimas, mas sais biliares sintetizados a partir do colesterol. Eles atuam na emulsão de gorduras, de forma que aumentam a superfície de contato e favorecem a atuação das lipases. A parede do intestino delgado também possui células secretoras, elas produzem e liberam o suco entérico e suas enzimas especializadas na degradação dos alimentos. Aqui grande parte dos nutrientes já estão degradados o suficiente para serem absorvidos, no jejuno-íleo, existem as vilosidades dobramentos do intestino que aumentam a superfície de absorção. Assim, os micronutrientes são captados pelas células e lançados nos vasos sanguíneos, onde serão transportados por todo o corpo.

A absorção continua no intestino grosso, nele as células são especializadas na captação de água, sódio e glicose. Esses componentes são encaminhados para o sangue e farão parte dos processos celulares em diversas partes do corpo. A massa alimentar que resta desse processo é processada e forma o bolo fecal para ser excretado.

Agora você conhece o conceito do sistema digestivo e como ocorre a digestão e absorção de nutrientes, repare que cada órgão tem uma função vital. Agora iremos entender o que é o metabolismo. O metabolismo é o nome dado ao conjunto de todas as reações que ocorrem no organismo. Essas inúmeras reações são reguladas e catalisadas por enzimas. Dentre as funções do metabolismo, podemos destacar a obtenção de energia. O metabolismo digestivo envolve a quebra dos alimentos em componentes menores, como carboidratos, lipídios e proteínas, para que possam ser absorvidos e utilizados pelo organismo. A digestão ocorre principalmente no trato gastrointestinal, onde enzimas específicas atuam na quebra dos nutrientes em unidades mais simples.

Além das estruturas e funções do sistema digestivo e do seu metabolismo, há outro fator importante que desempenha um papel significativo nessa engrenagem: a microbiota intestinal. A microbiota intestinal refere-se à comunidade de microorganismos que habitam o nosso intestino. Esses microorganismos desempenham um papel crucial na nossa saúde digestiva e geral. Eles auxiliam na quebra de certos nutrientes, produzem vitaminas, fortalecem o sistema imunológico e mantêm um equilíbrio saudável no ambiente intestinal. A compreensão e a promoção de uma microbiota intestinal saudável são fundamentais para uma boa saúde e bem-estar.

É possível que você já tenha ouvido falar do termo "desbiose intestinal", mas você sabe exatamente o que isso significa? A desbiose intestinal refere-se a um desequilíbrio na composição da microbiota intestinal, caracterizado pelo crescimento excessivo de certas espécies bacterianas ou pela redução de outras consideradas benéficas. Esse desequilíbrio pode ter efeitos negativos na saúde, afetando a função digestiva, o sistema imunológico e até mesmo o bem-estar emocional.

Vários fatores podem contribuir para o desenvolvimento da desbiose intestinal, como uma alimentação inadequada, o uso excessivo de antibióticos, o estresse crônico, a falta de sono adequado e outros hábitos de vida não saudáveis. A desbiose intestinal está associada a diversas condições, como a síndrome do intestino irritável, doenças inflamatórias intestinais, obesidade, alergias e até mesmo distúrbios neuropsiquiátricos, como a ansiedade e a depressão. Até este ponto, discutimos tudo sobre o sistema digestivo. No próximo capítulo, abordaremos a alimentação, exploraremos a influência significativa da microbiota no processo de emagrecimento.

A microbiota intestinal desempenha um papel crucial na manutenção do equilíbrio do sistema imunológico, na produção de vitaminas essenciais, na proteção contra patógenos e até mesmo na regulação do nosso humor. Ela é influenciada diretamente pelo que comemos, sendo alimentada por uma dieta rica em fibras e nutrientes essenciais. Ao cuidar da saúde do intestino, estamos investindo na nossa própria saúde e vitalidade. Uma microbiota intestinal saudável contribui para a prevenção de doenças, para a manutenção do peso adequado, para a melhoria da digestão e absorção de nutrientes, e até mesmo para o funcionamento adequado do nosso sistema nervoso. Portanto, é fundamental adotar uma abordagem consciente em relação à alimentação, priorizando alimentos naturais, frescos e nutritivos. Ao nutrir o seu intestino com os alimentos certos, você está nutrindo todo o seu corpo e proporcionando as bases para uma vida plena e saudável.

Não podemos deixar de mencionar a importância da vesícula biliar. A vesícula biliar desempenha um papel essencial no processo digestivo, uma vez que armazena a bile produzida pelo fígado. A bile é fundamental para a digestão e absorção adequada de gorduras ,proteínas e vitaminas.

Quando uma pessoa passa por uma cirurgia para a remoção da vesícula biliar, isso pode afetar o metabolismo. Esses indivíduos geralmente experimentam uma digestão mais lenta e podem enfrentar problemas de sobrepeso. É por isso que é importante tomar medidas preventivas para evitar doenças que possam inflamar a vesícula ou interferir na produção adequada de bile, como a esteatose hepática, popularmente conhecida como gordura no fígado.

Até aqui, exploramos de maneira simplificada o funcionamento do nosso sistema digestivo, o processo que ocorre toda vez que consumimos uma substância, seja líquida ou sólida. O objetivo deste capitulo é que você conheça mais sobre seu próprio corpo ,porque se você no entende como funciona seu organismo será mais difícil emagrecer e manter o controle de peso saudável. É sempre bom lembrar que o objetivo deste livro é lhe indicar o caminho de forma simples, mas também é fundamental consultar um profissional qualificado para obter orientação personalizada. No próximo capítulo, mergulharemos na análise de como a ruptura das engrenagens do sistema digestivo, metabolismo e microbiota intestinal pode ser afetada por padrões dietéticos e estilos de vida inadequados. Você encontrará as respostas necessárias para não apenas emagrecer, mas também aprender a cuidar do seu corpo.

"Não podemos alcançar nossas metas se não estivermos dispostos a participar da corrida e dar o nosso melhor em cada etapa."

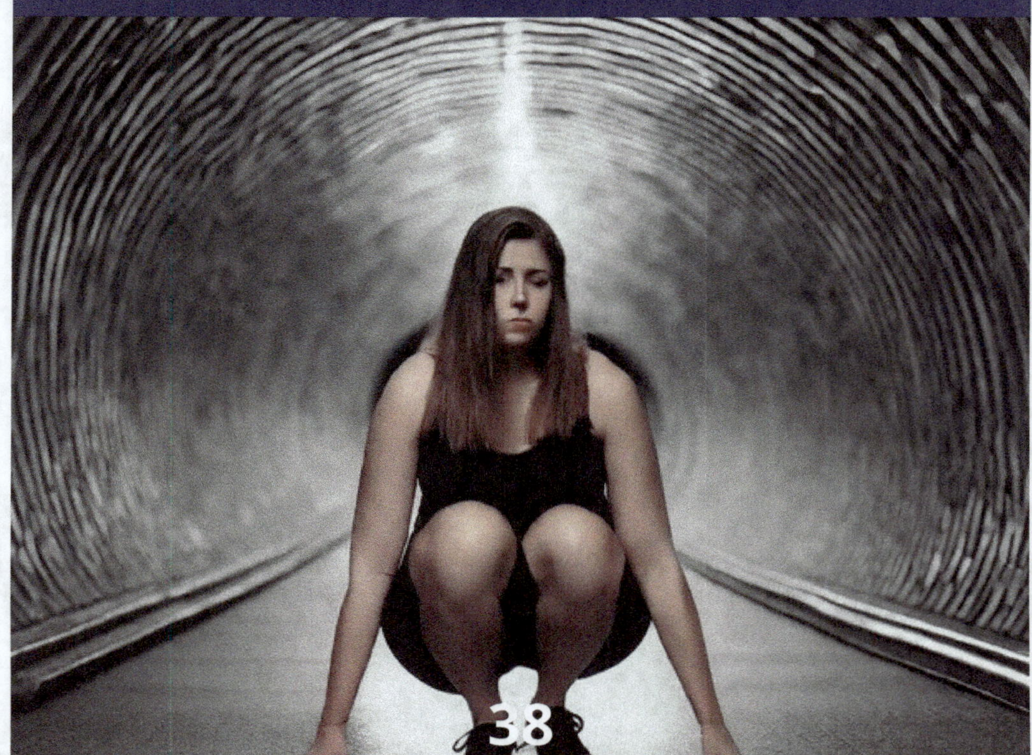

CAPITULO IV

Sinergia Nutricional e Movimento: Potencializando seu Corpo e Saúde

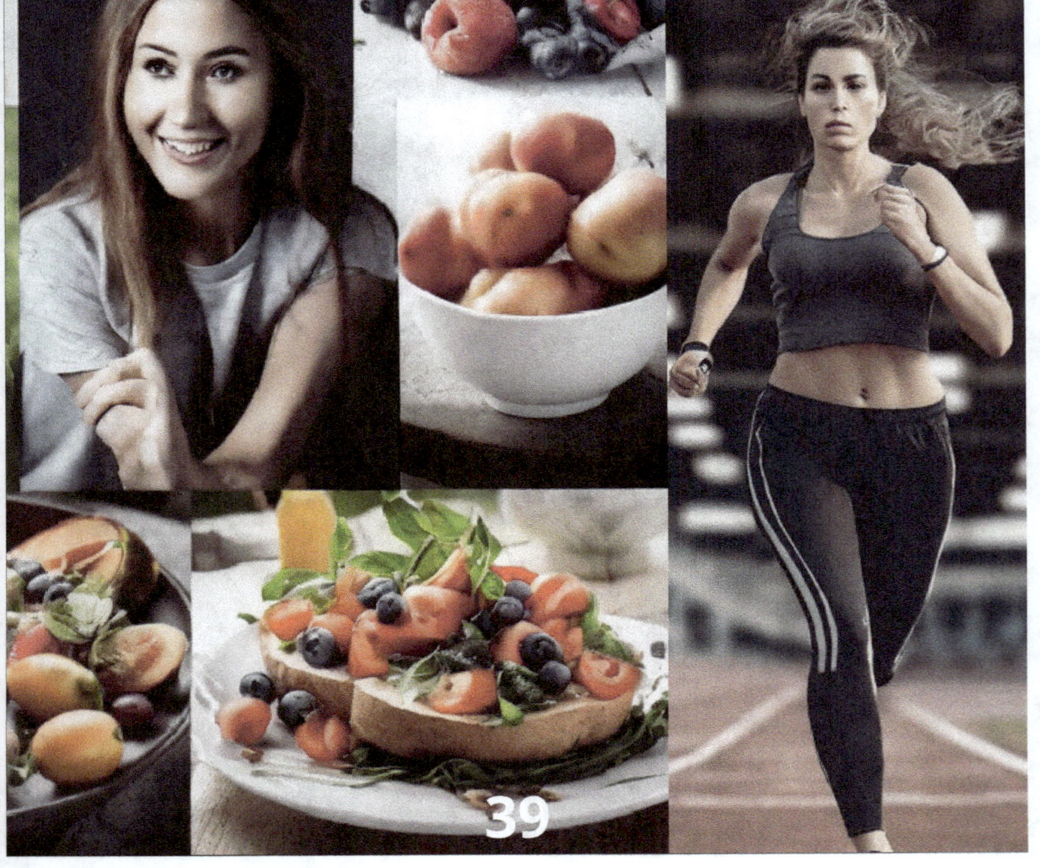

No processo de emagrecimento, como vimos nestas páginas, influem muitos fatores. Porém, é preciso compreender, como vimos no capítulo anterior, um os dos pilares do bem-estar e o emagrecimento sim dúvida alguma depende da saúde do sistema digestório. Não é possível perder peso de forma saudável e duradoura se você não tem um intestino regulado e, para isso, só existe um caminho: alimentação de qualidade. **Compreenda que a famosa frase "Você é o que você come" faz todo sentido. O portal da vida humana começa exatamente aí, no centro da sua saúde e vitalidade: o intestino.**

O intestino não é apenas um órgão responsável pela digestão e absorção dos alimentos. Ele desempenha um papel fundamental na nossa saúde geral, atuando como um verdadeiro **"segundo cérebro"**.

"Não estabeleça limites quando se trata de investir em sua saúde, pois as consequências das doenças podem ser devastadoras."

Ronnie Yuesma

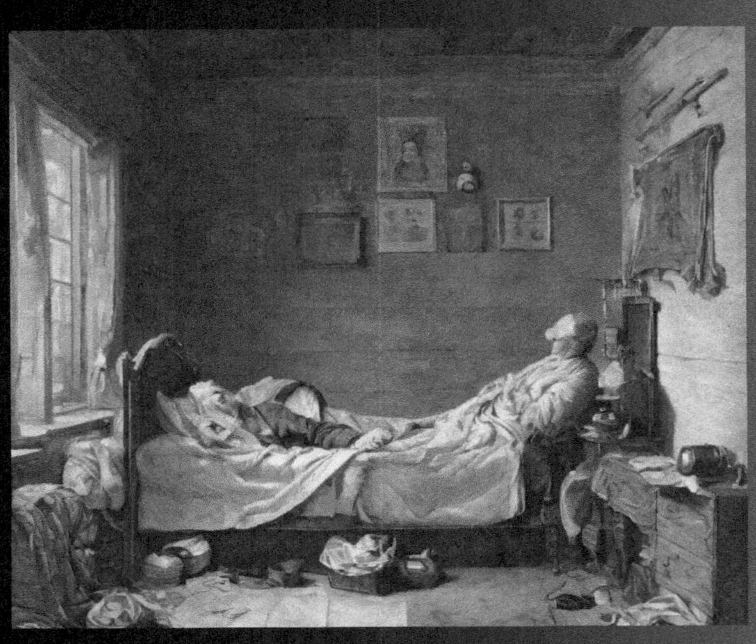

Então vamos lá, que significa o termo sinergia nutricional? A sinergia nutricional refere-se à interação e combinação dos nutrientes presentes nos alimentos, que podem potencializar seus efeitos benéficos no organismo quando consumidos juntos. Quando certos nutrientes são consumidos em conjunto, eles podem ter efeitos mais poderosos e positivos do que quando consumidos isoladamente. Por exemplo, a combinação de vitamina C e ferro aumenta a absorção de ferro no corpo, o que é importante para prevenir a deficiência de ferro e a anemia. Da mesma forma, consumir alimentos ricos em vitamina D juntamente com alimentos ricos em cálcio pode melhorar a absorção e utilização do cálcio pelo organismo, promovendo a saúde dos ossos. Portanto, ao planejar uma dieta saudável, é importante considerar a sinergia nutricional, escolhendo alimentos que complementem e potencializem os benefícios uns dos outros. Uma alimentação equilibrada e variada, que inclua diferentes grupos de alimentos, pode fornecer os nutrientes necessários para uma saúde ótima através da sinergia nutricional.

Quando mantemos uma alimentação saudável e equilibrada, nossas células podem absorver melhor os nutrientes essenciais. Isso permite que as células sejam bem nutridas e mantenham um metabolismo celular normal. Existem duas coisas fundamentais aqui: células bem nutridas funcionam de forma adequada e têm menos risco de adoecer. Como resultado, ocorre a transformação de gorduras em energia, evitando o aumento de peso corporal.

É surpreendente como mesmo em situações em que exageramos no consumo de gorduras ou deixamos de praticar atividade física por algumas semanas, uma célula saudável consegue converter as gorduras em energia e evita o acúmulo. Isso só é possível em pessoas bem nutridas. É importante entender que "estar bem nutrido" não deve ser confundido com peso corporal ou musculatura.

Fica muito simples entender por que, mesmo fazendo dieta ou exercícios, você não emagrece. O segredo do emagrecimento, meus caros leitores, está em aprender a se alimentar para potencializar a absorção de nutrientes, para ter células bem nutridas e funcionando adequadamente. Não se trata de uma dieta restritiva, de jejum ou de passar horas na academia. É sobre uma **alimentação nutritiva**, fornecendo ao seu corpo o que ele precisa e é capaz de absorver e metabolizar. É assim que se emagrece de forma efetiva e saudável, obtendo qualidade de vida e controle de peso corporal.

Agora você pode estar se perguntando como fazer essa tal de "nutrição nutritiva". Como escolher os alimentos no mercado se tudo está caro? O que fazer quando só posso comprar aquilo que esta no meu orçamento, ou quando como fora de casa, ou quando tenho apenas 30 minutos de intervalo, ou quando acordo às 4 da manhã e só chego em casa às 10 da noite? E se moro em uma área com poucas opções? Tudo bem, lembre-se do primeiro capítulo sobre nossa mentalidade, autocontrole e sair da zona de conforto. Direcione sua mente para o sucesso. O segundo capítulo foi feito para ajudá-lo a mudar sua forma de pensar, deixar o "eu não posso" para trás e ter foco em encontrar soluções.

O primeiro princípio para uma alimentação nutritiva é entender que você precisa consumir menos calorias do que seu corpo é capaz de gastar. Isso depende muito do dia a dia de cada pessoa. Por exemplo, se você trabalha em um escritório e não faz grandes esforços físicos, sua alimentação não será igual à de alguém que realiza trabalhos pesados e, logicamente, gasta mais calorias do que você. Se você faz uma caminhada apenas uma vez por semana, não pode se alimentar da mesma forma que um atleta de alto rendimento. Perceba que você precisa se adequar e consumir o que seu corpo realmente precisa. Por que colocar 10 colheres de arroz no seu prato se seu corpo só é capaz de metabolizar 5? Entenda que a primeira solução é diminuir a quantidade de alimentos. Porém, você está certo em uma coisa: hoje em dia, os planos de emagrecimento e qualidade de vida estão voltados para quem tem mais recursos. Nas propagandas, vemos modelos bonitas inscritas em academias de luxo ou pessoas que emagreceram da noite para o dia após consumir algum tipo de substância milagrosa, sabendo que isso não é certo. São poucos os que apresentam pessoas com obesidade tentando emagrecer. Por isso, decidi escrever este livro voltado para aqueles que não têm tantos recursos assim e que tentam, mas não conseguem.

Então, sabendo disso, qual é o verdadeiro caminho para nos alimentarmos de forma correta, mesmo diante de situações difíceis? É importante que você compreenda e seja sincero consigo mesmo que, às vezes, gastamos nosso esforço e tempo em coisas que não são tão importantes. Por isso, aconselho que pense melhor antes de tomar qualquer decisão e não desperdice seus recursos em coisas que não trazem benefícios, como gastar dinheiro em bebidas alcoólicas, a roupa mais cara o telefone do ano, quando você pode investir esses recursos em si mesmo, adquirindo alimentos de qualidade.

Meus caros leitores, é melhor investir agora em melhorar e fortalecer o seu corpo, para não ter que investir em fisioterapia ou tratamentos causados por doenças que podem durar toda uma vida.

Então, para você que chegou até estas páginas, que já conhece o que precisa ser feito, vamos falar sobre alimentação. Em primeiro lugar, nada nesta vida substitui aquilo que é natural., um alimento quanto mais natural, melhor é.

Outra coisa importante é que precisamos das três refeições do dia: café da manhã, almoço e janta, respeitando sempre os intervalos entre elas. E cada uma delas tem suas diretrizes, que irei descrever à medida que falamos sobre cada uma delas.

Vamos começar pelo café da manhã. Primeiro, nunca confunda o termo "café da manhã" com o consumo exclusivo de café preto. "Ah, eu não como nada de manhã, só como depois das 10h", ou "Eu só almoço, está errado, não importa o motivo, você está errado ou errada. Tomar café da manhã é tão importante quanto acordar e respirar.

Ah, mas eu vi o vídeo do cara que fala sobre o jejum intermitente, que é mestre, doutorado em alimentação. Não importa, no faça sem antes souber que isso vai ser bom para você. E já que mencionei o jejum intermitente, ou como queiram chamá-lo, para fazer jejum você precisa entender que para isso você precisa ter um sistema digestivo impecável. Sim, alterações, só fazer se o seu especialista indicar para você, e claro, após uma avaliação rigorosa em uma consulta e estudos pertinentes. Pronto, dessa forma aí você pode fazer.

Na minha opinião, para quem deseja emagrecer e manter um peso corporal adequado, não é uma boa opção. Então, continuando a falar sobre o café da manhã, você precisa tentar iniciar o seu dia com saúde, e para isso precisa consumir alimentos saudáveis pela manhã.

Os alimentos que seriam recomendados são ovos cozidos de preferência, mas podem ser mexidos se não colocar excesso de óleo. Aqui, no consumo de ovos, é preciso ter cuidado para não exagerar nas pessoas que têm níveis elevados de colesterol e triglicerídeos.

Outro alimento seria o consumo do leite de manhã não têm problema, desde que você o dilua em água no fogo e não dissolva o leite em pó diretamente no café. Pão, você pode consumir uma unidade de manhã, esquentando bem ele. Sempre prefira aqueles que têm menos massa. Um pão, por exemplo, esquentado na sanduicheira é mais saudável do que a torrada que fica um mês na prateleira cheia de conservantes, mesmo que diga que é integral.

"Emagrecer é uma decisão e precisa de ações ,simples, certas e praticas".

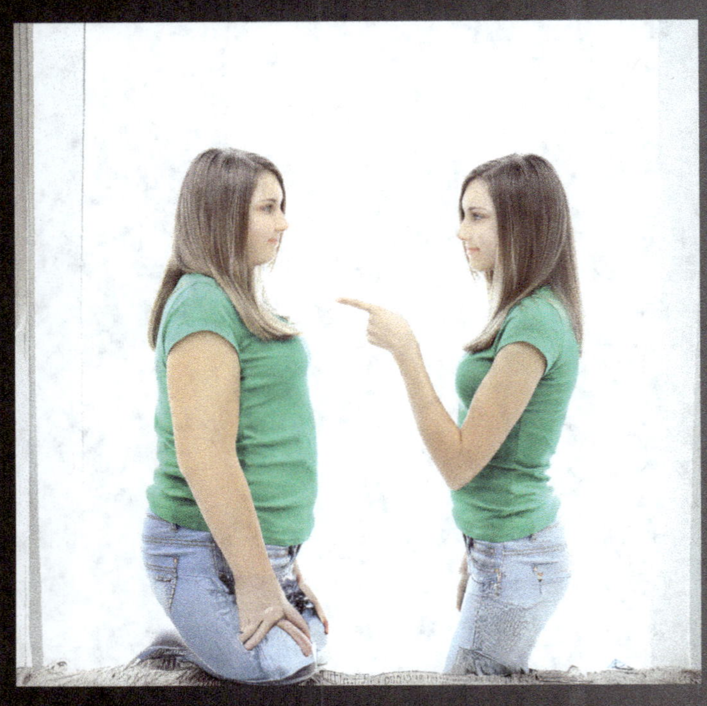

E agora vêm os alimentos mais importantes para consumir no horário do café da da manhã: frutas e sucos naturais. Frutas como abacaxi, melancia, melão, laranja, kiwi e uvas são ótimas opções pela manhã. Elas têm água em sua composição, com alta capacidade diurética, melhorando a função renal e eliminando o inchaço abdominal. Também ajudam a combater a inflamação intestinal, são ricas em fibras e vitaminas, e pobres em calorias. Portanto, quando você as consome pela manhã, terá mais saúde e não ganhará peso.

No caso em que você não tenha acesso a todas essas frutas, você pode variar, não precisa comer todas elas de uma vez. Você pode comer uma hoje e outra amanhã. É claro que, de acordo com o conceito de sinergia nutricional, consumi-las juntas é muito melhor, mas no caso em que você não consiga, ao consumir um desses tipos de frutas pela manhã e ir variando, está tudo bem.

E para aqueles que não conseguem ter um café da manhã assim devido ao tempo, eu aconselho que tente acordar mais cedo e prepare seu café da manhã para levar para o trabalho ou viagem, se for possível. No caso de pessoas que têm diabetes e têm alguma indicação de evitar o consumo de alguma fruta, sempre pergunte ao seu médico.

Agora, o que não podemos consumir pela manhã são alimentos como tapiocas, açúcares, frituras e salgados, pois eles não são nutritivos e contribuem para o aumento de peso.

Para encerrar, falando um pouco sobre o consumo de café preto, a cafeína é um estimulante muito bom para o nosso dia. Portanto, consumir uma pequena xícara de café pela manhã, sem açúcar, ou usando uma colher pequena de açúcar, não interfere nos processos de emagrecimento ou na saúde. No entanto, o excesso pode trazer problemas, e aqueles que têm gastrite não é recomendado.

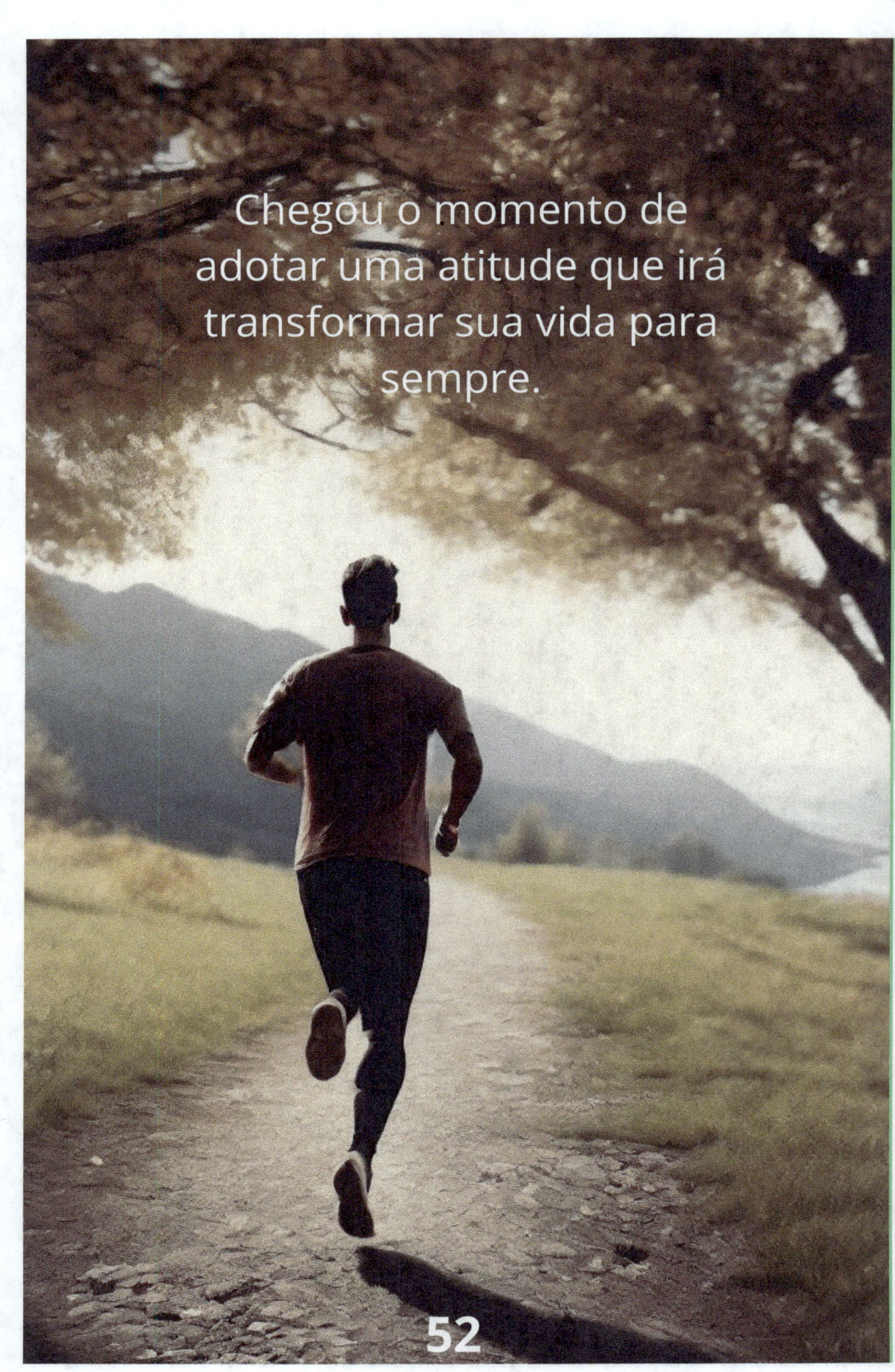

Chegou o momento de adotar uma atitude que irá transformar sua vida para sempre.

No almoço, é importante consumir alimentos nutritivos. Em muitos países ao redor do mundo, um prato básico é o arroz e feijão, que fornecem nutrientes ao nosso corpo. No entanto, a forma correta de consumir é em uma quantidade adequada, que pode ser individual para cada pessoa. Muitas vezes, ouvimos recomendações para consumir uma certa quantidade de gramas de arroz ou calorias por dia, mas isso pode ser difícil de seguir em casa. Uma forma mais simples de abordar isso, especialmente para quem está em um processo de emagrecimento, é reduzir a quantidade. Se você está acostumado a colocar 10 colheres de arroz, coloque apenas 5. Coloque apenas uma concha de feijão, e isso será suficiente para o seu corpo.

Além disso, é claro que você precisa de proteína. Pode ser carne de boi, porco, frango ou peixe, não importa qual, desde que seja uma carne magra, nunca frita ou mal passada. Quanto à quantidade, dois bifes ou porções são suficientes, sempre variando. Carne vermelha pode ser consumida apenas uma ou duas vezes por semana, e está tudo bem.

E se você está preocupado em ficar com fome com tão pouca comida, aqui vem o segredo da saciedade: coloque uma quantidade generosa de saladas e legumes. Eles são ricos em fibras e vitaminas, pobres em calorias e, como resultado, você se sentirá saciado e não ganhará peso. Além disso, as fibras presentes nos vegetais são importantes para a digestão dos alimentos.

Se você almoça fora de casa e não tem tempo de voltar para casa todos os dias, é importante fazer um cálculo. Comer na rua muitas vezes é mais caro do que fazer compras e preparar suas refeições em casa, mas se você não tem escolha, precisa comer em lugares próximos ao seu trabalho ou escolha. Nesse caso, verifique a qualidade dos alimentos que você consome. Peça carnes mais magras, peça para colocarem menos arroz e mais saladas, evite o consumo de farinhas e farofas, troque o refrigerante por sucos ou apenas água, se possível. Lembre-se de que a água ou o suco devem ser consumidos após terminar a refeição, de preferência.

É claro que o ideal seria fazer o seu almoço em casa e levá-lo com você. Uma dica importante aqui é que muitas pessoas consomem sobremesa após as refeições. Substitua a sobremesa por frutas.

Se você quer emagrecer e até mesmo por uma questão de falta de importância nutricional para nós, é recomendado evitar alimentos como massas, enlatados, frituras, farinhas, farofas e refrigerantes. Quanto aos macarrões integrais, tudo bem se você acha que são naturais e não possuem conservantes, mas fica a seu critério. Eu não recomendo, pelo menos que faça parte do nosso cardápio diário.

Algo muito importante que já mencionei é que, de acordo com a sinergia nutricional, quando consumimos diferentes tipos de alimentos juntos, um alimento potencializa a absorção do outro. No entanto, entenda que em refeições como almoço e jantar, onde consumimos proteína animal, o consumo de saladas é sim indicado. No entanto, o consumo de frutas deve ser feito após a refeição.

Muitas pessoas, como no Nordeste do Brasil, têm o costume de comer açaí, que é uma fruta, junto com carnes e outros alimentos de alto teor calórico. O ideal seria para aqueles que gostam de açaí consumi-lo após a refeição, como se fosse uma sobremesa ou suco, sem misturar com açúcar e outras substâncias.

A última refeição do dia, o jantar, é considerada menos importante, mas é onde ocorrem os maiores erros na alimentação. É nesse momento que muitas pessoas consomem alimentos gordurosos, com glúten e açúcares, em todo o mundo. O maior risco de uma pessoa se tornar obesa, ter excesso de peso e danificar seu sistema digestivo está no horário do jantar.

Com as grandes mudanças nos hábitos alimentares e o aumento do consumo de comidas rápidas, como hambúrgueres e pizzas, e o consumo de bebidas como refrigerantes e cerveja, além disso, nesse horário, geralmente as pessoas já terminaram suas atividades diárias e o metabolismo tende a ser mais lento.

Uma boa opção no horário do jantar pode ser o consumo de carnes magras grelhadas, acompanhadas por generosas porções de salada. É importante evitar adicionar arroz, feijão e massas nesse horário, mantendo o mesmo padrão de consumo do almoço. Quanto ao consumo de frutas, é preferível escolher frutas frescas em vez de sobremesas como bolos e outros tipos de doces. Nas bebidas, é recomendado evitar bebidas alcoólicas e refrigerantes.

Nos horários de merenda ou lanches, é recomendado o consumo de frutas frescas e sucos naturais, como maçã, banana, mamão, e também o consumo de castanhas. É importante evitar o consumo de pão e frituras nesses momentos. Em algumas ocasiões, é possível consumir chá durante os lanches, porém é importante entender que os chás indicados para tratamento de condições específicas não se enquadram nessa categoria.

Chás com propósitos terapêuticos devem ser consumidos longe das refeições, preferencialmente com cuidado e com orientação profissional. Por exemplo, o chá de boldo pode causar problemas hepáticos, e os famosos chás detox ou "seca barriga" podem afetar o sistema digestivo e os rins quando tomados aleatoriamente, sem orientação adequada.

Outro ponto importante a ser destacado é a necessidade de manter os cuidados higiênicos e a qualidade dos alimentos. É fundamental garantir que os alimentos sejam preparados de forma adequada, seguindo boas práticas de higiene e armazenamento.

Além disso, é essencial respeitar os intervalos entre as refeições. Evite retornar imediatamente às atividades após uma refeição, especialmente quando o estômago estiver muito cheio. É recomendado aguardar um tempo adequado para permitir uma digestão adequada antes de se engajar em atividades físicas intensas ou deitar-se.

Tenha em mente que seguir essas práticas pode contribuir para uma alimentação saudável e um estilo de vida equilibrado.

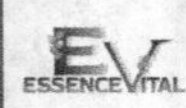

Até aqui vimos qual é a forma correta de nos alimentarmos. Mas você pode se perguntar se seria possível seguir essa alimentação durante a semana e relaxar um pouco nos finais de semana, comendo o que desejamos. A resposta é não. Uma alimentação saudável é para todos os dias. Se o seu objetivo é emagrecer, é necessário abrir mão de alimentos e bebidas que possam prejudicar o seu progresso, pois uma vez que você altera o equilíbrio alcançado, é mais provável que ganhe peso novamente.

Entretanto, estamos falando especificamente de alimentação. Isso não significa que você não possa sair, se divertir e aproveitar com seus amigos, desde que mantenha o autocontrole. Por exemplo, em um churrasco, você pode optar por consumir uma carne magra bem passada.

Agora, depois de alcançar seu peso ideal e ter autocontrole, sim, você pode comer coisas diferentes. Você pode até comer um doce, por exemplo, mas tendo em mente o princípio de se servir uma quantidade adequada e não tornar isso um hábito diário. Tenha uma alimentação variada e você terá controle sobre o seu peso e qualidade de vida.

Um assunto importante a ser destacado são os casos em que já existe uma doença, como diabetes, doenças gástricas ou intestinais, ou alterações hormonais que podem influenciar o aumento repentino de peso. Nessas situações, é sempre importante buscar orientação profissional adequada. No entanto, em qualquer indivíduo, uma alimentação nutritiva é o ponto de partida para um corpo saudável. Não há outro caminho.

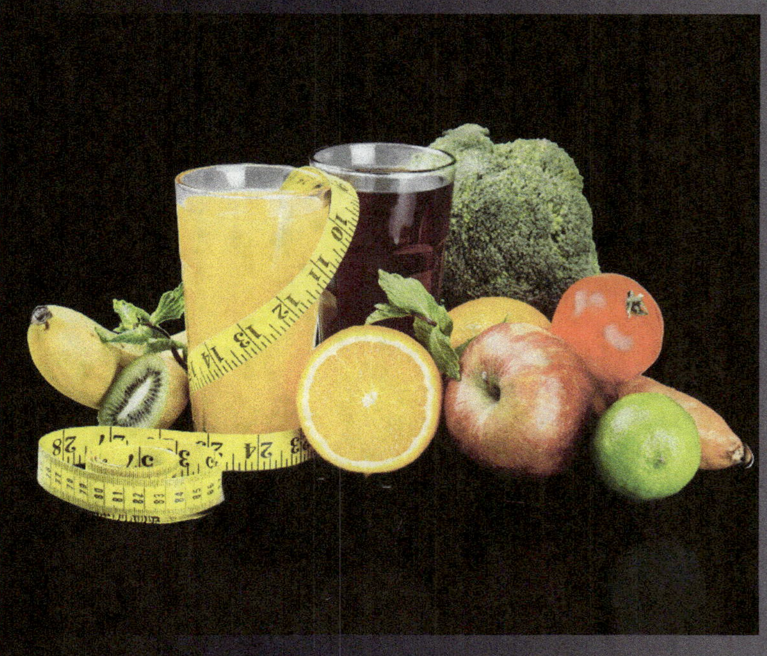

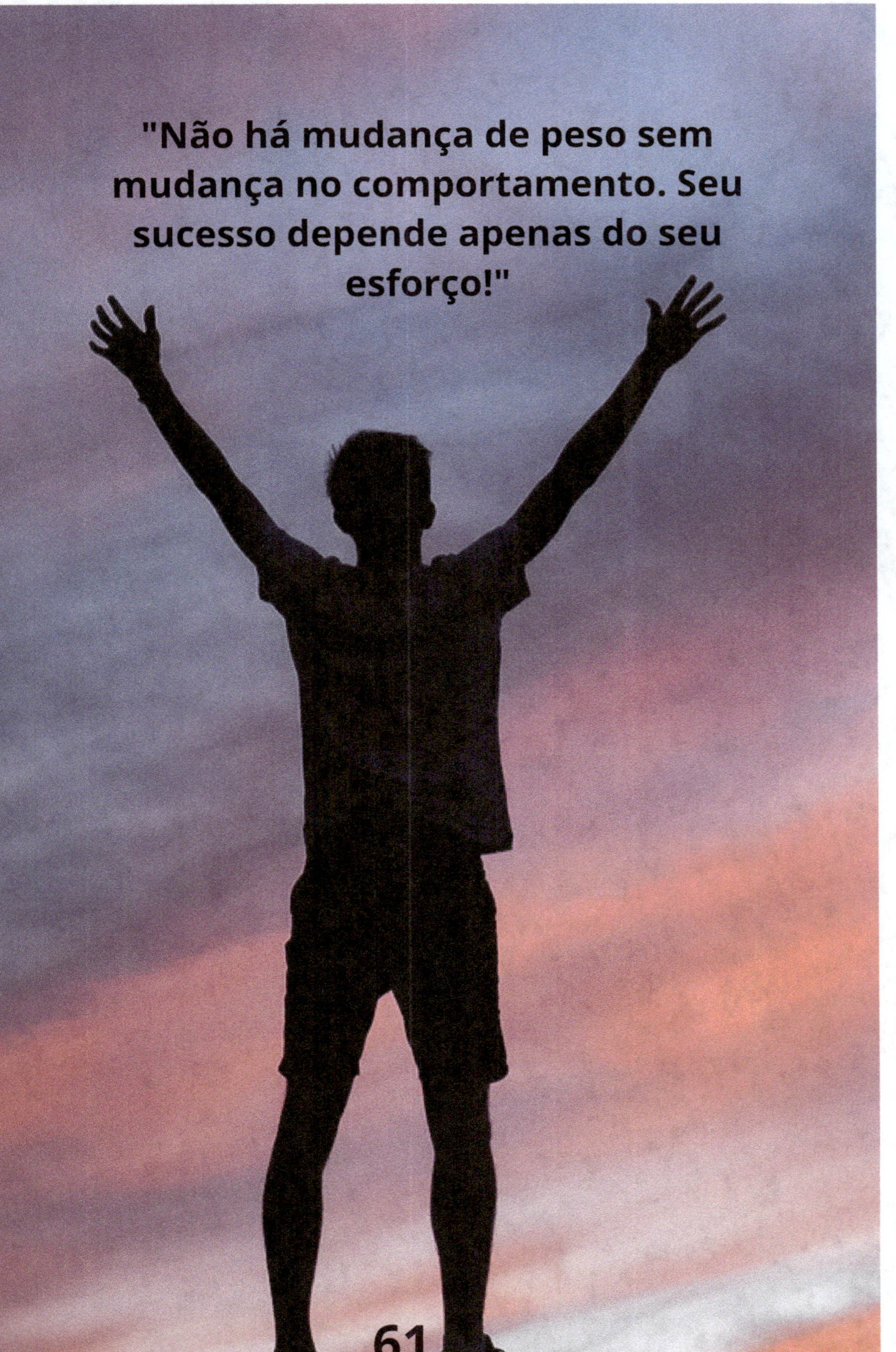

"Não há mudança de peso sem mudança no comportamento. Seu sucesso depende apenas do seu esforço!"
61

Em relação à atividade física, é fundamental praticá-la regularmente para a saúde, e quando falamos em emagrecimento, ela desempenha um papel primordial, pois pessoas sedentárias têm maior risco de apresentar sobrepeso ou obesidade. No entanto, não devemos confundir a prática de atividade física com passar três horas na academia, pois simplesmente frequentar uma academia não garante a perda de peso por si só. O primeiro pilar para um corpo saudável continua sendo a alimentação. No entanto, a atividade física é necessária, desde que seja realizada corretamente.

É importante lembrar que a prática de exercícios é individualizada. Algumas pessoas não frequentam academias, optando por fazer caminhadas, enquanto outras podem não conseguir realizar exercícios devido a motivos de saúde ou deficiências, mas ainda podem se beneficiar de exercícios personalizados para elas. Existem também pessoas que, devido às longas e árduas horas de trabalho ou trabalho pesado, não conseguem se dedicar à atividade física. Por exemplo, alguém que acorda às 4 da manhã para trabalhar e volta cansado às 22h dificilmente terá energia para praticar qualquer atividade física.

O bom inicio seria encontrar a modalidade de exercício que funcione melhor para cada indivíduo e inseri-la na rotina, mesmo que em menor escala. No caso de pessoas que não conseguem devido ao trabalho, podem optar por fazer caminhadas, pedalar ou nadar nos dias de folga ou fins de semana. Também é possível praticar algum esporte. Para aqueles que não podem ir a uma academia, caminhadas ou visitas a parques e praças públicas para atividades físicas são opções viáveis.

Para pessoas com problemas de saúde, existem exercícios personalizados disponíveis, como saltos sem impacto para aqueles com problemas articulares. Quando possível, fazer cardio intercalados com musculação, com a orientação de um profissional, é uma ótima opção devido à alta queima de calorias e às funções anti-inflamatórias.

- Aqui está uma lista de exercícios aeróbicos que podem ajudar no processo de emagrecimento:

- Corrida: Correr ao ar livre ou em uma esteira é uma excelente opção para queimar calorias e melhorar a capacidade cardiovascular.

- Caminhada rápida: A caminhada em ritmo acelerado é uma atividade de baixo impacto que pode ser realizada por pessoas de diferentes níveis de condicionamento físico.

- Ciclismo: Pedalar em uma bicicleta, seja ao ar livre ou na academia, é um exercício eficaz para fortalecer as pernas e queimar calorias.

- Natação: A natação é uma atividade de baixo impacto que trabalha todos os grupos musculares, além de proporcionar um excelente exercício cardiovascular.

- Pular corda: É uma atividade simples, mas eficaz, que aumenta a frequência cardíaca e queima calorias rapidamente.

- Dança aeróbica: Participar de aulas de dança aeróbica, como zumba ou aeróbica em grupo, é divertido e desafiador, ajudando a queimar calorias de forma divertida.

- Treinamento intervalado de alta intensidade (HIIT): O HIIT envolve alternar períodos de exercícios de alta intensidade com períodos de recuperação. É uma excelente maneira de queimar calorias em um curto período de tempo.
- Aulas de grupo: Participar de aulas de grupo como aeróbica, spinning, boxe, entre outras, pode ser motivador e divertido para manter-se ativo.

Lembre-se de escolher atividades que você goste e que sejam adequadas ao seu nível de condicionamento físico. É importante começar devagar e aumentar gradualmente a intensidade e a duração dos exercícios.

CAPITULO V

Suplementos Naturais: Aliados ou Ilusões no Processo de Emagrecimento

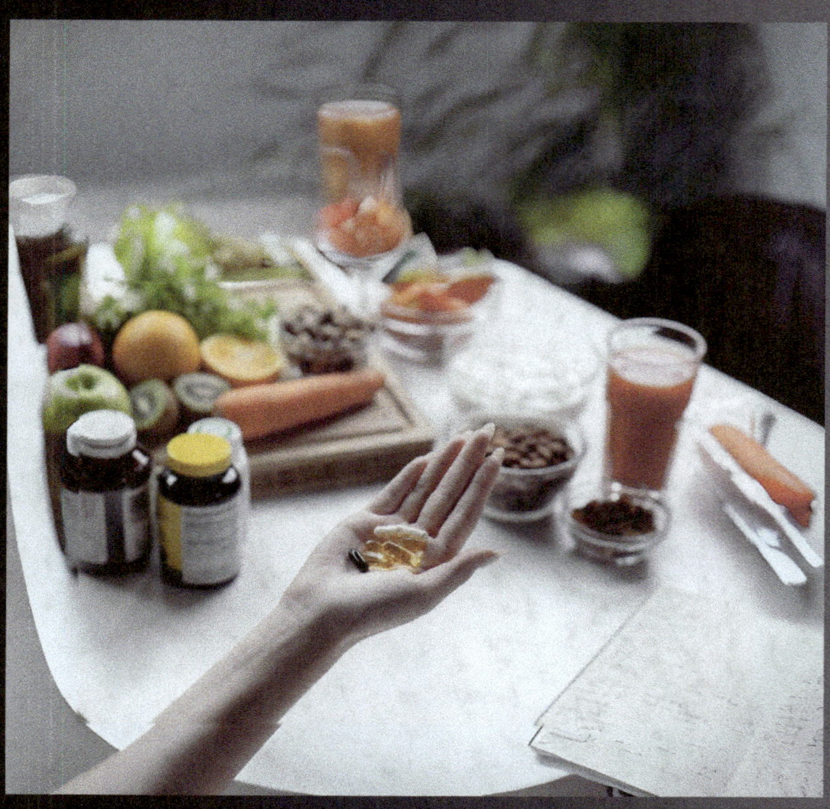

Suplementos Naturais: Aliados ou Ilusões no Processo de Emagrecimento

Antes de concluirmos nossa jornada no mundo do emagrecimento saudável, é importante abordar um aspecto que desperta bastante interesse e curiosidade: os suplementos naturais, florais e produtos ortomoleculares. Eles são frequentemente mencionados como possíveis aliados para alcançar a perda de peso desejada.

No entanto, é essencial compreender que o emagrecimento efetivo não depende exclusivamente dessas substâncias. Elas podem, sim, ter seu papel no processo, mas é fundamental ter uma visão clara sobre como utilizá-las de forma adequada e consciente.

Antes de considerar qualquer suplementação para auxiliar no emagrecimento, é essencial destacar que a base para alcançar resultados positivos continua sendo uma alimentação equilibrada e saudável, juntamente com a prática regular de atividade física. Os suplementos podem ser um complemento, mas não uma solução isolada.

Suplementos Naturais: Aliados ou Ilusões no Processo de Emagrecimento

Ao pensar em suplementos naturais, florais ou ortomoleculares, é crucial tomar cuidado para não cair em armadilhas do mercado, consumindo produtos de forma aleatória ou sem orientação profissional. Cada indivíduo possui necessidades e características únicas, e é por isso que é fundamental buscar orientação de um profissional de saúde qualificado antes de iniciar qualquer tipo de suplementação.

No decorrer deste livro, enfatizamos a importância de uma abordagem holística para o emagrecimento, levando em consideração não apenas a alimentação e a atividade física, mas também a saúde mental, o sono adequado e o gerenciamento do estresse. Os suplementos podem fazer parte dessa abordagem, desde que sejam utilizados de forma consciente e responsável.

Suplementos Naturais: Aliados ou Ilusões no Processo de Emagrecimento .

"Em minha abordagem como terapeuta holístico, destaco produtos naturais que podem auxiliar na perda de peso. No entanto, é importante ressaltar que nada neste mundo substitui as funções naturais do nosso corpo. Os suplementos naturais têm a capacidade de ajudar nossas células a ativar funções que estejam um pouco mais lentas e também podem fornecer suporte muscular e nutricional em caso de deficiências, como vitamina C, vitamina B12 e vitamina D3.

Agora, gostaria de citar alguns suplementos que podem auxiliar na aceleração do metabolismo e na degradação de gorduras. Entre eles, temos o ômega 3, a laranja moro, o psyllium com quitosana, o picolinato de cromo, a coenzima Q10, o óleo de semente de uva, os oligoflorais, como a terapia Portal do Tempo, o Oxigênio Plus, os florais Flor de Íris e os oligominerais Flor de Íris, entre muitos outros.

"É importante ressaltar que não possuo nenhum tipo de patrocínio por marcas de produtos. Os exemplos que menciono são baseados em minha experiência com meus clientes e em meu uso pessoal e aquilo que deu certo.

No entanto, como mencionei anteriormente, é fundamental procurar orientação profissional antes de usar qualquer produto ou medicamento. Comprar um suplemento sem orientação pode resultar em desperdício de dinheiro, pois um produto natural é uma substância que, ao ser ingerida, passa por todo o processo de degradação e absorção que discutimos no capítulo 2. Além disso, esses tipos de produtos precisam se ligar a receptores específicos para entrar na célula e ter eficácia.

Meus caros, lembrem-se sempre de buscar orientação profissional antes de usar qualquer produto ou medicamento. É importante destacar que os pilares mais importantes para o emagrecimento são uma mente poderosa para ter foco e concentração, um sistema digestivo saudável, uma alimentação nutritiva e atividade física."

Caros leitores, até aqui caminhamos juntos por estas páginas que abriram o caminho certo para aqueles que desejam uma transformação completa, tanto física quanto mental. Ao incorporar hábitos saudáveis em sua vida diária, você verá a diferença que eles podem fazer.

Não prometo que seu corpo será transformado do dia para noite, mas posso garantir que se você verificar seu peso hoje e fizer as mudanças corretas, você vai emagrecer. E não é apenas o peso que vai mudar, você terá mais saúde, irá dormir melhor e será mais produtivo em suas atividades. Além disso, terá uma autoestima adequada e uma maior aceitação de si mesmo, pilares importantes para alcançar qualidade de vida e sucesso.

Acredite, você está no caminho certo para uma vida emocionante e transformadora. Continue seguindo esses princípios e colherá os frutos de uma jornada incrível. Não desista, pois cada passo que você dá em direção a uma vida saudável e plena vale a pena. Este é o momento de fazer acontecer, de se superar e alcançar os resultados que você deseja. Continue firme e sinta o poder da mudança em sua vida. Você está no controle e o sucesso está ao seu alcance. Vamos juntos nessa jornada rumo a uma vida extraordinária!

"Cuide do seu corpo, pois pequenas mudanças fazem toda a diferença. Lembre-se de que ter uma saúde plena nos permite desfrutar de mais tempo em plenitude ao lado daqueles que amamos."

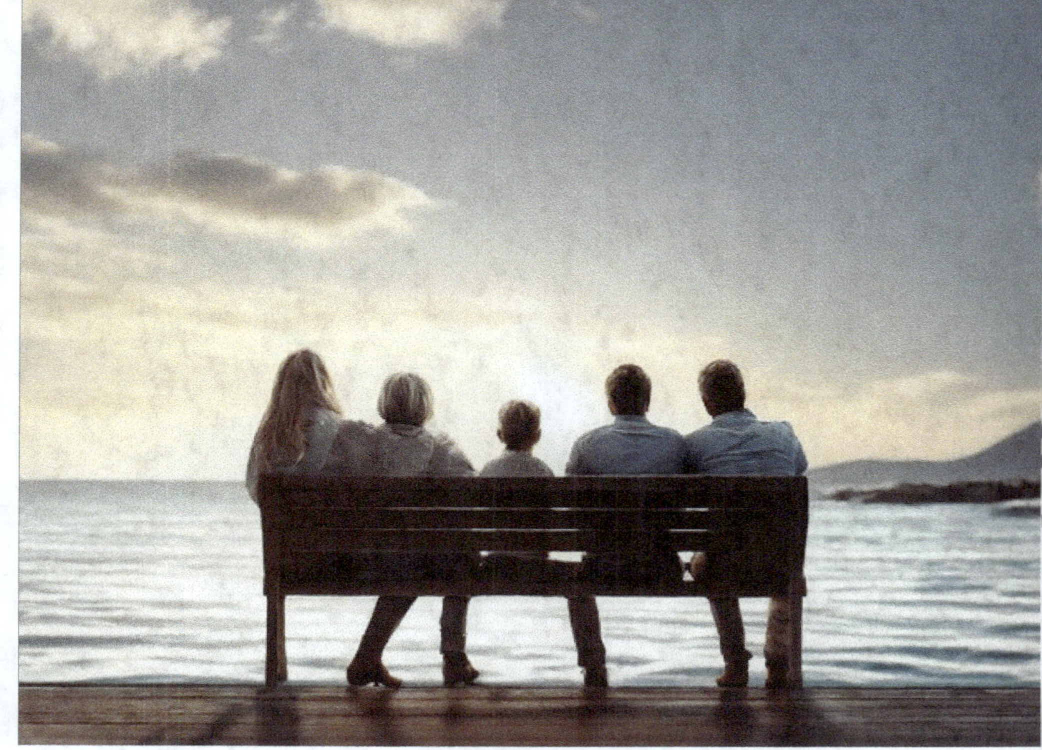

"O corpo humano é a escultura mais perfeita criada por Deus. Cuidar dele é preservar a essência vital que nos foi concedida, honrando o presente divino da vida."

Anexos

O Psyllium é uma fibra natural derivada das sementes da planta Plantago ovata. É amplamente utilizado como suplemento dietético devido aos seus benefícios para a saúde. O Psyllium é conhecido por sua alta capacidade de absorver água, formando um gel viscoso no trato digestivo. Isso ajuda a promover a regularidade intestinal, aliviar a constipação e melhorar a saúde digestiva.

A Laranja Moro, além de ser deliciosa, possui diversos benefícios para a saúde devido aos seus nutrientes e compostos naturais. Aqui estão algumas das propriedades e usos da Laranja Moro:

Fonte de vitamina C: A Laranja Moro é rica em vitamina C, um nutriente essencial para fortalecer o sistema imunológico, combater os radicais livres e contribuir para a saúde geral.

Antioxidantes: A coloração vermelha intensa da polpa da Laranja Moro é devida à presença de antocianinas, um tipo de antioxidante que ajuda a neutralizar os danos causados pelos radicais livres no organismo. Os antioxidantes são essenciais para a saúde celular e podem ter efeitos protetores contra doenças crônicas.

Saúde cardiovascular: Estudos sugerem que as antocianinas presentes na Laranja Moro podem ter efeitos benéficos na saúde cardiovascular, ajudando a reduzir a pressão arterial, melhorar a função vascular e reduzir o risco de doenças cardíacas.

Melhoria do perfil lipídico: Consumir Laranja Moro pode ajudar a melhorar o perfil lipídico, auxiliando na redução dos níveis de colesterol LDL (o "mau" colesterol) e aumentando o colesterol HDL (o "bom" colesterol).

Saúde da pele: A vitamina C presente na Laranja Moro é importante para a produção de colágeno, uma proteína essencial para a saúde da pele. Ela pode ajudar a manter a pele saudável, promover a cicatrização de feridas e prevenir o envelhecimento precoce.

Digestão saudável: A Laranja Moro é uma boa fonte de fibras, que são essenciais para a saúde digestiva. As fibras ajudam a promover a regularidade intestinal, prevenir a constipação e manter um sistema digestivo saudável.

O Picolinato de Cromo é um suplemento dietético que contém o mineral cromo ligado ao ácido picolínico. O cromo é um micronutriente essencial necessário em quantidades muito pequenas para o funcionamento adequado do organismo. O ácido picolínico é uma substância que ajuda na absorção do cromo pelo corpo.

O principal papel do cromo no organismo está relacionado ao metabolismo da glicose, pois ele auxilia na regulação dos níveis de açúcar no sangue. O cromo ajuda a melhorar a sensibilidade à insulina, hormônio responsável pelo controle da glicose no organismo. Isso pode ser benéfico para pessoas com diabetes ou resistência à insulina.

Além disso, o Picolinato de Cromo tem sido associado a outros potenciais benefícios, como:

1. Controle do apetite: Algumas pesquisas sugerem que o cromo pode ajudar a reduzir o apetite e os desejos por alimentos açucarados, o que pode auxiliar na perda de peso e no controle do peso.

2. Composição corporal: Há estudos que indicam que o cromo pode contribuir para a redução da gordura corporal e o aumento da massa magra.

3. Saúde cardiovascular: O cromo pode desempenhar um papel na saúde cardiovascular, ajudando a melhorar os níveis de lipídios no sangue, como o colesterol e os triglicerídeos. No entanto, os estudos são limitados e inconclusivos nesse aspecto.

CONCEITO VITAL

A sinergia nutricional refere-se à capacidade que um nutriente tem de aumentar a absorção ou a eficácia de outro nutriente quando consumidos em conjunto. Por exemplo, ao combinar proteínas provenientes de carnes com vitaminas e fibras provenientes de folhas verdes, ocorre um aumento na absorção de proteínas e fibras, o que resulta em uma maior entrega de nutrientes essenciais às células. Isso promove a nutrição adequada e fortalece todos os sistemas do nosso corpo, além de reduzir a gordura corporal e aumentar a massa muscular.

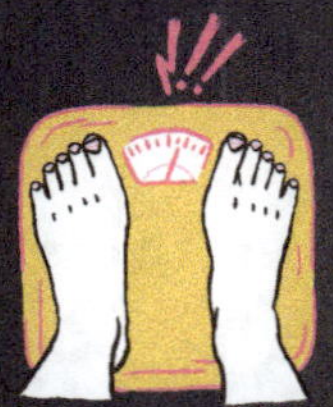